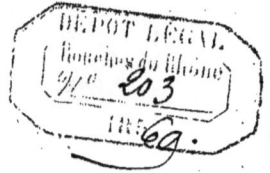

LE CHOLÉRA.

LE CHOLÉRA

A PROPOS DU LIVRE DE M. LE Dr FAUVEL

Inspecteur général des Services sanitaires, etc., etc., etc.

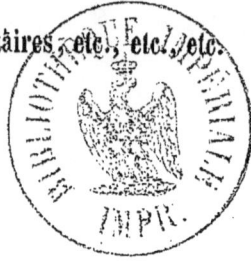

PAR

V. SEUX

Médecin en chef des hôpitaux de Marseille
Professeur à l'École de Médecine de cette ville, etc., etc., etc.

MARSEILLE.

TYP. ET LITH. BARLATIER-FEISSAT PÈRE ET FILS,
Rue Venture, 19.

1869.

LE CHOLÉRA

A PROPOS DU LIVRE DE M. LE Dr FAUVEL,

INSPECTEUR GÉNÉRAL DES SERVICES SANITAIRES, etc., etc.

Dans un volume de 664 pages, M. le docteur Fauvel a eu l'heureuse pensée de condenser en un seul faisceau la collection des travaux faits par la conférence sanitaire internationale de Constantinople, de manière à présenter au public un exposé de ce qu'elle a fait pour lutter avec avantage contre le fléau indien.

M. l'Inspecteur général peut se flatter d'avoir réussi de la manière la plus complète, car son livre met le lecteur au courant des travaux de la réunion de Constantinople sans le fatiguer par des détails inutiles à l'intelligence du sujet ; c'est aussi le travail le plus sérieux et le plus complet sur tout ce qui se rattache à l'hygiène du choléra. Les détails dans lesquels j'entrerai le prouveront de la manière la plus évidente.

Quelques mots d'abord sur mes impressions du jour, relativement au choléra.

J'ai lu avec la plus grande attention tout ce qui a été écrit depuis la publication de mon dernier travail, intitulé : « *Encore quelques mots sur la contagion du choléra épidémique,* 1867 » ; rien n'a pu détruire et même altérer ce grand fait : que le choléra, éclatant dans l'Inde, a envahi le monde entier avec d'autant plus de rapidité que les communications étaient plus promptes et plus faciles ; ni cet autre fait, que toutes les étapes de la maladie ont été celles des voyageurs qui venaient de l'Inde d'abord, puis des pays successivement infectés ; rien ne m'a démontré que mes opinions fussent erronées ; tout ce qui a pu être écrit m'a prouvé au contraire que les conclusions générales de mon travail étaient vraies.

Voici les principales de ces conclusions :

« Il n'y a entre le choléra d'Europe et celui de l'Inde, que des analogies de forme, la nature de ces deux choléras étant essentiellement différente.

« Le choléra indien n'est connu en dehors de l'Inde que depuis 1817, époque de ses premières migrations.

« Le choléra indien est transmissible et importable. Il existe des faits très nombreux de transmission et d'importation du choléra indien.

« Les diverses modifications que peut subir l'atmosphère, en un mot certaines conditions météorologiques, ne peuvent pas engendrer le choléra ; tout au plus peuvent-elles faciliter le développement d'une épidémie ; il en est de même de l'insalubrité des lieux.

« Partout où le choléra a paru il a été importé.

« La rapidité de la marche du choléra indien à travers le monde a toujours été en rapport avec la rapidité des communications.

« Les faits mis en avant pour démontrer qu'une épidémie de choléra avait commencé en France, et surtout à Marseille, avant l'arrivée des bateaux venus d'Egypte, ne peuvent être acceptés dans la science, parce qu'ils sont, ou complètement inexacts, ou sans authenticité.

« Un système quarantenaire en rapport avec nos connaissances sur l'incubation et le mode de propagation du choléra, est le seul moyen prophylactique qui puisse sérieusement être opposé à l'importation de la maladie.

« Les hommes, les hardes et les navires doivent être l'objet de l'attention la plus sévère.

« Du côté de terre, les précautions à prendre consistent à exiger de la part des populations l'observation la plus rigoureuse des règles de l'hygiène, à empêcher le transport soit rapide, par les chemins de fer, soit par petites étapes, des troupes ou masses d'hommes, à s'opposer à toutes les agglomérations, fêtes publiques, foires etc. »

Je suis heureux, au point de vue de l'intérêt public, et très flatté en même temps de voir les idées exprimées dans les lignes qui précèdent complètement adoptées non-seulement par le docteur Fauvel, médecin si compétent sur la matière, mais encore par la conférence de Constantinople.

Tout le monde a pu juger la valeur des objections qui ont été faites aux propositions qui précèdent; on s'en tire toujours avec la fatale loi des coïncidences. Quelques exemples feront cependant mieux sentir le peu de fondement de ces objections :

Dans un mémoire intitulé : « *Complément à l'examen théorique et pratique de la question relative à la contagion et à la non contagion du choléra*, Paris, 1868, » M. le docteur Cazalas dit, page 6 : « il serait très commode de nier ou de mettre de côté, comme suspects, tous les cas de choléra ou de cholérine antérieurs à l'arrivée d'hommes ou de choses susceptibles d'être soupçonnés d'importation, à Marseille particulièrement on a essayé de mettre cet expédient en usage en 1865 pour affaiblir le coup formidable porté à la théorie de l'importation, par les faits rapportés par MM. Guès et Didiot, d'une manière si nette et si précise ; mais, comme je le disais dans mon premier travail, en supposant même qu'un, deux ou trois de ces faits laissassent quelque chose à désirer, il n'en serait pas moins évident que leur réunion constituerait encore un ensemble qui ne permet pas de douter de l'existence à Marseille, avant l'arrivée de la *Stella* et des autres navires qui l'ont suivie, non pas du choléra à l'état d'épidémie, comme on a voulu malicieusement me le faire dire, mais bien d'une influence générale cholérique manifeste. »

D'un autre côté, dans un travail intitulé : « *Réfutation des dernières propositions contagionnistes du docteur Seux*, Grasse, 1868, » M. le docteur Martinenq a écrit, page 16, les lignes suivantes : « Les faits produits, pour prouver que le choléra existait en 1865 à Marseille avant les bateaux d'Alexandrie, ne pouvaient pas être acceptés par ceux qu'ils contrariaient, malgré que ces faits soient complètement exacts, signés : Didiot, Bonnet de Bordeaux, Cazalas, Pietra Santa,

Guès, etc. et autres médecins de Marseille même, aussi bons observateurs que M. Seux. »

En vérité, voilà une manière bien commode d'argumenter ; présenter constamment comme vrais des faits notoirement apocryphes ! Je comprends que lorsque ces faits, acceptés beaucoup trop légèrement par leurs auteurs, ont été produits pour la première fois, ils aient pu convenir aux médecins dont ils caressaient les idées; mais lorsque l'inanité de ces faits a été publiquement démontrée, je ne comprend pas qu'on puisse encore les mettre en avant pour défendre ses opinions ! c'est bien le cas dire: *oculos habent et non videbunt, aures habent et non audient.* En tout cas, lorsqu'un médecin prend la peine, comme je l'ai fait, de se livrer à une enquête sérieuse sur les observations qui ont été produites, et qu'il arrive, après avoir discuté chacune de ces observations, à conclure qu'elles manquent toutes de ces caractères exigés avec juste raison par M. Cazalas, faits positifs, clairs, authentiques, évidents, certains, complets, offrant des conditions de généralité, d'exactitude, de précision et de détails (1) ; je comprends encore moins, qu'au lieu de suivre le contradicteur dans son argumentation pour lui démontrer qu'il se trompe, on se borne à redire toujours, ou bien, les faits rapportés par MM. Didiot et Guès d'une manière si nette et si précise (2), ou bien, malgré que ces faits soient complètement exacts (3). Ce n'est pas ainsi qu'on passe condamnation sur une enquête de laquelle il est résulté de la manière la plus évidente, que, pour un certain nombre des faits invoqués par MM. Didiot et Guès, ces médecins honorables avaient été trompés, et que les autres se réduisaient à une cholérine observée à l'hôpital militaire et à un choléra infantilis, bien chétifs produits en comparaison des cas de véritable choléra qu'on observe quelquefois en dehors de

(1) Voir p. 59 et suivantes de mon mémoire intitulé : *Encore quelques mots sur la contagion du choléra épidémique*, 1867.

(2) Cazalas, p. 6 *Du Complément à l'examen théorique et pratique de la question relative à la contagion, etc.*, 1868.

(3) Martinenq, *Réfutation des dernières propositions contagionnistes du Dr Seux*, p. 16, 1868.

toute influence épidémique ! Voilà en définitive à quoi se
duit cet ensemble signalé envers et contre tous, par M. Cazalas,
« ensemble qui ne permet pas de douter de l'existence, à Marseille, avant l'arrivée de la *Stella*, etc., etc. » (1).

J'ajouterai que le résultat de mon enquête a été lu par moi,
dans tous ses détails, au congrès scientifique de France, dans
sa session d'Aix, en présence d'un très grand nombre de médecins de Marseille et de M. Guès lui-même, qui m'a donné raison par le silence le plus absolu, car, ainsi que le dit le pro-
verbe, qui ne dit rien consent.

Il est certain que si, lorsque le voile qui couvre la vérité est
complètement déchiré, on persiste à ne pas la voir, il n'y a
plus qu'à se taire et à penser, comme le dit M. Martinenq, en
lui renvoyant le reproche : « Ces faits ne pouvaient pas être
acceptés par ceux qu'ils contrariaient » (2).

M. Cazalas suit exactement le même procédé lorsque, con-
trairement à l'observation des médecins qui avaient vu le
choléra morbus avant l'invasion indienne de 1830, il veut démontrer que le choléra asiatique et le choléra d'Europe font
partie du même groupe pathologique. M. Cazalas nie et se
livre à des raisonnements, ou plutôt à des vues de l'esprit, à
des idées purement spéculatives (3), sans chercher à démontrer par les faits ce que les faits seuls avaient appris à
nos pères, c'est-à-dire que les symptômes du choléra asiatique diffèrent de ceux qu'ils observaient avant l'invasion de
1830, vérité reconnue par les auteurs et par l'immense majo-
rité des médecins.

Pour prouver que tous les faits invoqués en faveur de la
doctrine de la contagion sont incomplets ou inexacts, tronqués
ou altérés, M. Cazalas cite un exemple que j'ai donné dans mon
dernier travail non pour démontrer les propriétés contagieuses du choléra, mais seulement pour répondre à Monsieur
l'Inspecteur du service de santé, que l'immunité du personnel

(1) Page 6, *Complément à l'examen, etc.*. déjà cité.
(2) *Réfutation des dernières propositions contagionnistes, du Dr Seux*, page 16.
Martinenq, 1868.
(3) Page 6, *Du Complément à l'examen théorique et pratique*, déjà cité.

des hôpitaux, en temps de choléra, était plutôt prétendue que réelle. Je crois devoir relever encore cette manière d'argumenter, procédé qui n'est nullement scientifique, puisque, lorsque j'ai dit : « à l'hôpital militaire du dey, en 1866, vingt-trois à vingt-quatre cholériques ont été fournis par le personnel de l'établissement », je voulais prouver que cette immunité n'existait pas et voilà tout ; les nombreux faits d'importation pure et franche d'un point à un autre, faits que j'ai cités dans mon mémoire, suffisant largement pour démontrer la transmissibilité du choléra.

Puis toujours cette fameuse coïncidence qui est mise en avant ! une nourrice arrive de Paris, où règne le choléra, dans son village qui était indemne d'épidémie, elle est atteinte à son arrivée et meurt, sa fille est atteinte à son tour et meurt, sa sœur a le même sort, des voisins sont attaqués, puis la maladie se répand dans le pays et revêt le caractère d'une véritable épidémie (1). Coïncidence ! toujours coïncidence ! ces faits auraient pu se produire sans le voyage de la nourrice à Paris et son retour au village, telles sont les règles les plus pures de la logique et de la philosophie médicale !

Je pourrais multiplier ces citations, mais il me semble inutile d'insister, car on peut dire que fort heureusement pour les peuples, les doctrines soutenues par Messieurs les non-contagionnistes ont fait leur temps et que l'esprit réellement pratique l'emporte sur l'esprit théorique, la preuve en est dans le travail, véritable monument sur la matière, que M. le docteur Fauvel vient de présenter non-seulement à la méditation des médecins, mais à celle de tous les gouvernements protecteurs nés des nations.

La voie suivie par ma pensée m'a écarté momentanément de ce travail important, je prie Monsieur l'inspecteur général de vouloir bien en agréer mes regrets et mes excuses.

Le livre remarquable dont je veux donner une idée, comme e le disais, confirme de tous points les opinions que j'ai sou-

(1) *Narration de M. le Dr Ferrand de Mer*, rapportée page 40 et suivantes dans mon dernier travail, déjà cité.

tenues, il n'a donc pu que me fortifier dans mes doctrines. j'espère qu'il produira le même effet sur tous ; je souhaite aussi qu'il ramène à des idées plus saines et plus conformes à la vérité les esprits qui nient ou doutent encore, et qu'il apprenne la vraie méthode scientifique à ceux qui paraissent l'ignorer.

Dans les premiers jours d'avril 1865, le choléra sévissait avec une grande intensité à Calcutta ; en mai, de nombreux pélerins indiens se rendirent à la Mecque où le choléra ne tarda pas à éclater ; les pélerins arabes, qui y étaient venus de leur côté, furent décimés par la maladie qui les suivit à leur retour jusqu'à Alexandrie ; dans les premiers jours de juin, cette ville fut envahie ; quinze jours après, Marseille offrait les premiers cas, jamais le choléra ne s'était répandu si rapidement à des distances aussi considérables, jamais depuis la dernière épidémie cholérique dans l'Inde, les distances n'avaient été franchies avec autant de rapidité par d'aussi nombreux voyageurs.

Tout le monde fut frappé de cette marche si promptement envahissante et de sa coïncidence avec la rapidité exceptionnelle des communications entre le foyer habituel du choléra, l'Inde, et les points envahis ; le gouvernement français s'en émut, l'Empereur provoqua la réunion d'une conférence diplomatique ayant pour but d'étudier les moyens d'empêcher une nouvelle invasion, telle fut l'origine de la conférence sanitaire internationale de Constantinople.

Due entièrement à la généreuse initiative du gouvernement français, la conférence, comme le dit Monsieur le Ministre des affaires étrangères, dans sa circulaire du 13 octobre 1865, aux agents diplomatiques, eut pour but de « rechercher les causes primordiales du choléra, d'en déterminer les points de départ principaux, d'en étudier les caractères et la marche ; enfin de proposer les moyens pratiques de le circonscrire et de l'étouffer à son origine. »

Tous les gouvernements européens s'empressèrent d'adhérer à la proposition de la France, et de nommer des délégués ; la Perse et l'Egypte en envoyèrent aussi. En somme, la conférence compta seize diplomates et vingt-et-un médecins, qui se réunirent pour la première fois à Constantinople le 13 février 1866 et qui, s'étant constitués, commencèrent leurs travaux. Le comte de Lallemand et le docteur Fauvel furent les délégués de la France ; ils jouèrent dans ce congrès sanitaire un rôle des plus importants : l'un, comme diplomate par son esprit d'initiative ; l'autre, comme médecin, comme savant, comme homme d'une compétence tout-à-fait spéciale.

L'ouvrage de M. le docteur Fauvel a été publié dans le but de faire connaître et apprécier ces travaux frappés au coin de l'observation pure et de la plus grande indépendance. L'auteur a cru devoir faire précéder les documents, qui sont l'œuvre de la conférence, d'un résumé de toutes les questions traitées par elle. Les trois premières parties du livre sont consacrées à cette sorte d'analyse dont je vais faire l'exposé. M. le docteur Fauvel aurait peut-être mieux fait de présenter d'abord l'œuvre de la conférence elle-même, car on peut dire que dans son résumé, il commente et complète cette œuvre ; le lecteur aurait, il me semble, gagné à cette disposition.

Une épidémie meurtrière venait de ravager l'Europe, il n'était pas douteux qu'un de ses foyers principaux d'émission avait été la Mecque ; un prochain pèlerinage allant s'accomplir sur ce point dans des conditions hygiéniques très-suspectes, il était important, avant toute chose, d'empêcher la reproduction de ces traînées cholériques qui avaient, l'année précédente, signalé le retour des hadjis. Aussi, le premier soin de la conférence, sur l'invitation de M. le docteur Fauvel, fut-il de proposer, à titre de précaution provisoire, que toute communication maritime entre les ports arabiques et le littoral Egyptien serait interrompue pendant la durée de l'épidémie, en cas de manifestation du choléra parmi les pèlerins.

Puis, sur la proposition de M. le comte de Lallemand, il fut décidé qu'une commission serait chargée de rédiger le programme des travaux de la conférence. Cette commission, par l'organe de M. le docteur Mühlig, délégué de Prusse, soumit au congrès un projet bien étudié où toutes les questions à résoudre étaient partagées en trois groupes, savoir :

1° Questions relatives à l'origine et à la genèse du choléra ;

2° Questions se rapportant à la transmissibilité et à la propagation de cette maladie ;

3° Questions ayant trait à la préservation, c'est-à-dire aux moyens préventifs et restrictifs propres à éteindre le choléra dans son principe ou à en empêcher la propagation.

Ce projet de programme fut adopté, mais il fut décidé qu'on ne s'occuperait du troisième groupe qu'après s'être prononcé sur les questions contenues dans les deux premiers, ce qui était parfaitement logique.

Le travail fut alors partagé entre six sous-commissions dont les rapports furent discutés successivement en commission plénière ; les vingt-et-un médecins de la conférence, plus trois diplomates faisaient partie de cette commission. Les rapports des six sous-commissions ayant été lus et discutés, M. le docteur Fauvel fut chargé de les coordonner et d'en faire un rapport général lu à la commission, puis soumis à la conférence. Il était impossible, à mon avis, de travailler plus sérieusement et d'apporter plus de soins à l'étude des graves questions que, dans la mesure du possible, les gouvernements intéressés voulaient résoudre.

Telle est la matière de la première partie de l'ouvrage du docteur Fauvel.

La deuxième partie est consacrée à l'exposé succinct, mais très-suffisant, des opinions de la conférence sur les questions contenues dans les deux premiers groupes, c'est-à-dire l'étiologie du choléra, origine, endémicité, épidémicité, la transmissibilité et la propagation de cette maladie.

Le choléra qui, à diverses reprises, a parcouru le monde, est originaire de l'Inde; il y est endémique sur des points limités, dont les principaux se trouvent dans la vallée du Gange, mais dont plusieurs autres occupent des régions qui en sont très-éloignées.

On n'a encore aucune donnée positive sur la cause spéciale, ou l'ensemble des causes d'où résulte l'endémie cholérique ; on n'en connaît que certaines circonstances adjuvantes.

Le choléra n'est pas endémique dans le Hedjaz, à la Mecque;

il semble que cette maladie y a toujours été importée du
dehors depuis 1831, date de la première apparition dans le
pays, et que certainement il en a été ainsi en 1865.

De nos jours, le choléra n'est endémique que dans l'Inde, et
peut-être aussi dans certains pays limitrophes de cette con-
trée ; partout ailleurs il n'est qu'une maladie exotique et sans
racine.

Telles sont les principales conclusions de la conférence sur
l'origine et l'endémicité du choléra.

A ce propos, je ne puis m'empêcher de faire remarquer
qu'avec juste raison, M. le docteur Fauvel, comme moi,
s'élève avec énergie contre ceux qui, entraînés par l'esprit de
système, pour démontrer que le choléra naît en Europe
comme dans l'Inde, soutiennent, contre les règles de l'observation la plus sévère, l'identité du choléra asiatique et du choléra nostras. L'auteur consacre quelques pages excellentes à
cette démonstration.

De l'ensemble des preuves exposées avec détail dans le rapport de la commission, la conférence, à l'unanimité, conclut
que la transmissibilité du choléra asiatique est prouvée par
des faits qui n'admettent aucune autre interprétation.

Elle reconnaît de plus que c'est une loi, jusqu'ici sans exception, que jamais une épidémie de choléra ne s'est propa-
gée d'un point à un autre dans un temps plus court que celui
nécessaire à l'homme pour s'y transporter, et qu'aucun fait
n'est venu prouver jusqu'ici que le choléra puisse se propager au loin par l'atmosphère seule, dans quelle condition
qu'elle soit.

La conclusion générale est que le choléra est transmissible
et se propage d'un lieu à un autre uniquement par importation
humaine.

J'ai vu avec un certain plaisir que le mot transmission
avait été préféré par la conférence à celui de contagion ; ayant,
en motivant mon choix, adopté cette expression dans les mé-
moires que j'ai publiés sur la question, je suis très-flatté de
me trouver sur ce point, comme sur beaucoup d'autres, en
aussi bonne, si honorable et si savante compagnie.

Deux conclusions très-graves de la conférence sont les suivantes :

Un seul cholérique arrivant dans une localité saine peut y donner lieu au développement d'une grande épidémie ; et pour qu'il en soit ainsi, il n'est pas nécessaire que l'individu ait le choléra confirmé, il suffit qu'il souffre de la diarrhée dite prémonitoire.

Le choléra peut aussi être transmis par les effets à usage, provenant d'un lieu infecté et spécialement par ceux qui ont été souillés par les déjections des cholériques ; la maladie peut être importée au loin par ces mêmes effets renfermés à l'abri du contact de l'air libre.

La conférence a été beaucoup moins affirmative, en l'absence de faits concluants, pour ce qui concerne l'importation par des marchandises, des animaux vivants, des cadavres de cholériques. Néanmoins, elle croit prudent de se mettre en garde contre de telles provenances par des précautions convenables.

Un individu qui, soustrait depuis huit jours à toute cause de contamination, ne présente aucun signe de choléra, peut, sans danger, être admis dans un pays sain.

Le transport maritime est le plus dangereux, le plus apte à propager au loin la maladie.

Au contraire, si une caravane en proie au choléra vient à traverser un grand désert, elle s'y purge entièrement de la maladie et ne la propage plus dès que la traversée du désert a duré une vingtaine de jours. En fait, un grand désert n'a jamais été franchi par le choléra ; argument de plus contre le transport du choléra par l'atmosphère, et circonstance à noter au point de vue prophylactique.

Ce grand fait confirme de tous points ce que je n'ai cessé de dire et d'écrire, du reste, avec beaucoup d'autres, que l'air, loin de propager la maladie au loin, était le meilleur dissolvant du miasme cholérique dont il n'est le véhicule que lorsqu'il en est saturé, d'où aération permanente des salles cholériques pour la conservation des personnes en bonne santé qui les fréquentent, aération bien entendue de tous les établissements, aération des villes, etc.

La conférence reconnaît l'utilité de la dissémination, mais il faut, ajoute-t-elle avec raison, qu'elle soit faite de manière à ne pas infecter les localités saines.

Elle reconnaît aussi l'influence des conditions hygiéniques sur le développement du choléra ; elle ne conteste pas l'immunité des personnes et des localités, points admis par tout le monde, et qui ne constitue pas une exception pour le fléau indien, car, bien au contraire, on observe aussi cette immunité pour d'autres maladies essentiellement contagieuses.

Telles sont les différentes questions exposées par Monsieur le docteur Fauvel dans la seconde partie de son livre, partie qu'il termine par un résumé étiologique fort bien fait, dans lequel on trouve, sous une forme succincte, les opinions de la conférence sur les causes du choléra. Ce que j'en ai dit précédemment me paraît suffire à la connaissance très-exacte de ces opinions. Toutefois, il me paraît utile d'indiquer quelques-unes des propositions formulées par l'auteur sur ce sujet capital.

Le choléra est une maladie exotique, d'origine indienne, jamais on ne l'a vu naître spontanément dans nos pays, toujours il y a été importé.

Le choléra appartient à la catégorie des maladies pestilentielles, dues à un principe virulent, à un germe qui se régénère dans l'organisme, par le fait de l'évolution morbide à laquelle il donne lieu. Il est certain, en effet, qu'en dehors de ses foyers originaires, le choléra se propage uniquement par transmission de l'homme à l'homme, et, qu'après avoir frappé sur un point donné, un nombre plus ou moins considérable d'individus soumis à la contamination et aptes à la recevoir, il s'éteint pour ne plus reparaître, à moins d'une importation nouvelle........

La probabilité est que dans l'Inde, comme partout ailleurs, le germe du choléra a sa source première dans l'organisme humain.

Des observations concluantes ont démontré que le principe morbifique se trouvait contenu dans les matières provenant des voies digestives des cholériques.

L'air ambiant, l'air confiné surtout, doit être le principal véhicule du germe et l'appareil respiratoire est la principale voie de pénétration dans l'organisme; cependant des faits incontestables témoignent que l'eau et certains aliments peuvent aussi servir de véhicule et que, par conséquent, la contamination peut s'opérer par les voies digestives.

L'étude des faits tend à exclure le contact par la peau.

Je ne crois pas devoir m'étendre davantage sur des points aussi discutables, car l'hypothèse joue un grand rôle dans ces considérations, j'arrive à la question pratique, et je vais tâcher d'y rester.

Dans la seconde partie de son livre, M. Fauvel, comme on vient de le voir, a exposé les recherches de la conférence sur les points de doctrine les plus essentiels, ceux sur lesquels il fallait avant tout être fixé pour arriver à des conclusions pratiques convenables ; en effet, la question la plus importante de toutes, celle sur laquelle la conférence était particulièrement appelée à donner son opinion, les mesures à prendre contre le choléra, devait dépendre de l'opinion que l'expérience et l'experience seule, sans idées préconçues de l'esprit, imposait à l'homme. On a vu quelles étaient les conclusions de la savante assemblée sur l'origine, l'endémicité, l'épidémicité, la transmissibilité, et la propagation du choléra : de la connaissance de ces opinions, il est facile de déduire les conséquences pratiques.

Cependant, ce troisième groupe de questions; préservation, moyens préventifs et restrictifs propres à éteindre le choléra dans son principe ou à en empêcher la propagation; facile à élucider en logique, est d'une application pratique d'une difficulté inouïe dans l'état actuel de notre civilisation, surtout à cause de la célérité et du grand nombre des communications qui existent entre tous les points du globe. Aussi la conférence le sentait si bien qu'elle avait réservé ces questions pour en faire une étude toute spéciale, étude qui devait clore ses travaux et en devenir le couronnement obligé.

La troisième partie du livre de M. Fauvel est consacrée à l'exposition de ce sujet capital. A cause de l'importance des

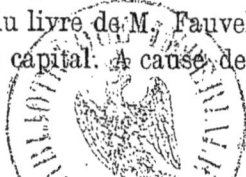

questions, trois commissions furent chargées d'élucider tout ce qui se rattachait à la préservation ; elles eurent mission d'étudier :

1° Les mesures d'hygiène,

2° Les mesures de quarantaine,

3° Les mesures à prendre en Orient,

Au point de vue des mesures hygiéniques, voici les prinpales conclusions de la conférence :

Bien que nous ne connaissions pas encore de moyens capables d'éteindre sûrement les foyers endémiques du choléra, on peut espérer d'y parvenir par un ensemble de mesures parmi lesquelles celles qui relèvent de l'hygiène proprement dite auront le principal rôle.

La conférence insiste ensuite sur les résultats positifs et très sérieux qu'on peut retirer de l'observation exacte des lois de l'hygiène, en temps de choléra, soit à bord des navires, soit dans les ports, soit dans les villes, et sur les précautions à prendre pour les déplacements et la dissémination des agglomérations.

Elle croit aux avantages de la désinfection par tous les moyens connus, moyens qui doivent varier suivant les circonstances et les localités.

A propos des mesures de quarantaine, dans un paragraphe intitulé : *Degré d'utilité des mesures quarantenaires*, M. Fauvel fait toucher au doigt d'un côté les inconvénients, de l'autre les avantages des quarantaines, et après avoir démontré que dans certaines localités, les avantages sont bien supérieurs aux inconvénients, il conclut à leur adoption et il termine par cette phrase : en pareille matière, il semble bien que *chaque pays est le meilleur juge de son propre intérêt.*

Il est impossible de mieux dire, et voilà pourquoi pour mieux faire il faudrait que Marseille pût diriger elle-même ses mesures quarantenaires. Toutefois il serait à désirer que tous les ports de la Méditerranée adoptassent les mêmes mesures ; là sécurité serait alors complète dans nos régions maritimes et le commerce, soumis aux mêmes exigences, aurait moins à en souffrir, par le fait d'une égalité commune pour tous les ports de la même zone.

La conférence, après avoir pesé avec toute la maturité nécessaire toutes les questions, soit hygiéniques, soit commerciales,
soit politiques, se rattachant au choléra, a adopté comme les
meilleures, un certain nombre de mesures quarantenaires
que M. Fauvel nous fait connaître dans deux paragraphes
intitulés: *De la Quarantaine contre le choléra*; *Du Régime qua-
qnarantenaire applicable aux provenances du choléra*.

Pour être très exact, il faudrait transcrire ici ces deux paragraphes en entier, car ils constituent le résumé fidèle des travaux de la conférence sur ce point; et le résumé d'un résumé,
surtout lorsque celui-ci est bien fait, c'est-à-dire net et précis,
n'est pas chose facile en matière si grave. Toutefois, je vais
m'efforcer de faire ressortir l'esprit qui a présidé aux détermi-
nations de la conférence, relativement à l'application pratique des quarantaines à établir contre le choléra.

Il est de la plus grande évidence, qu'on reconnaît dans les
délibérations de la conférence sur cette question, la double
préoccupation de garantir la santé publique et de ménager les
intérêts du commerce. Eh bien, j'ose le dire, cette double ten-
dance est fâcheuse et elle devait nécessairement faire proposer
des demi-mesures, c'est ce qui est arrivé. En effet, tout en
reconnaissant l'utilité des quarantaines, on cherche à établir,
dans la sévérité des mesures à employer, des différences
basées non sur l'état sanitaire des lieux d'où vient le navire,
mais sur les conditions dans lesquelles se présente ce dernier;
on tend à supprimer de fait toute quarantaine pour certains navires, puisque comptant comme telle le temps de la
traversée, vingt quatre heures d'observation constituent pour
eux toute mesure.

A mon avis, lorsqu'un navire porte patente nette, il doit être
admis en libre pratique, à moins qu'il n'y ait eu des malades
suspects durant la traversée, ou qu'on puisse soupçonner que
l'état sanitaire donnait quelques craintes au point de départ.

Tout navire portant patente brute doit être soumis à une
quarantaine dont la durée est en rapport avec celle de l'incubation cholérique. La quarantaine doit être purgée dans un
lazaret, le navire déchargé, lavé et aéré.

Les catégories établies par la conférence me paraissent, en pareil cas, des concessions fâcheuses faites aux clameurs des gens qui ne veulent pas comprendre que le commerce, loin de se plaindre des mesures de rigueur, les demande, car il a plus à perdre par l'invasion du choléra, que par la sévérité des mesures quarantenaires.

En fait de mesures semblables, il faut partir d'un principe bien arrêté, et laisser le moins possible à l'arbitraire ; en faisant des restrictions aux règles, vous ouvrez la porte à la licence.

Du reste, je crois avoir d'autant plus de raisons de dire que les mesures conditionnelles proposées par la conférence laissent à désirer, que M. Fauvel lui-même, avec son jugement droit et son esprit élevé, ne peut s'empêcher de dire : La commission et, après elle, la conférence, se sont efforcées de trouver une base d'appréciation qui répondît à la fois aux exigences de la santé publique et à celles du commerce, *nous n'osons pas affirmer qu'elles y aient entièrement réussi.*

La conférence, s'occupant des lazarets, établit avec juste raison que, pour que ces établissements donnent une garantie sérieuse à l'égard des hommes et des choses, il faut qu'ils réunissent un ensemble de conditions à l'examen desquelles elle s'est livrée avec soin ; on ne saurait trop méditer ses conseils à ce sujet.

Voici l'opinion de la conférence sur les cordons sanitaires, et je partage entièrement cette manière de voir : Ces cordons sanitaires établis au milieu de populations denses où les relations sont faciles et nombreuses, n'ont pas d'effet utile ; ils peuvent au contraire rendre de grands services dans les pays où la population est rare, où les communications sont difficiles, ou bien lorsqu'ils ont pour but de circonscrire et d'isoler un foyer très limité de choléra.

Il est certain que rien n'est plus difficile que l'exécution exacte des mesures de préservation à l'entrée *des états Européens* ; cependant restez logiques. Si vous croyez les quarantaines bonnes lorsqu'il s'agit des ports de mer, ne les rendez pas illusoires ; si vous les croyez inutiles ou impossibles, supprimez-les.

Cette difficulté, que je reconnais, mais qui n'est pas insurmontable, malgré la rapidité des communications de mer et les nécessités du commerce, rend les mesures généralement incomplètes ; aussi le chapitre consacré à l'étude de celles qui ont pour but de prévenir de nouvelles invasions du choléra en Europe, est-il bien digne de fixer l'attention.

La nécessité de prendre des précautions dans les pays intermédiaires entre l'Inde et l'Europe, forme ce qu'il y a de réellement neuf, de très logique, d'excellent dans les conclusions de la conférence. Cette prophylaxie bien comprise par tous les gouvernements qui séparent l'Inde de l'Europe, serait incontestablement supérieure à tout ce qui peut être fait à nos portes.

M. le docteur Fauvel expose l'opinion de la conférence à ce sujet, dans un chapitre divisé en deux paragraphes spéciaux. Dans le premier, il est question des mesures de prophylaxie dans l'Inde ; dans le second des mesures de prophylaxie dans les pays intermédiaires entre l'Inde et l'Europe.

Que n'a-t-on pas dit sur la possibilité de faire cesser dans l'Indoustan la cause qui donne naissance au choléra !

A entendre les auteurs des différentes théories émises à ce sujet, rien de plus facile: encaisser le cours du Gange qui, en inondant les terres, fait naître des marais source du miasme cholérique, enterrer ou brûler les cadavres au lieu de les livrer au fleuve, etc. On a beaucoup raisonné sur une cause encore inconnue, car ainsi que le croit la conférence, *la cause de l'endémie cholérique dans l'Inde est encore à trouver*. Aussi le congrès sanitaire appelle-t-il fortement l'attention du gouvernement anglais, sur la nécessité de faire étudier avec soin, toutes les questions relatives à cette endémie, tout en continuant l'application persévérante des mesures d'hygiène déjà entreprises. Il croit que les conditions qui entretiennent ces foyers permanents de choléra pourront être détruites ; mais un tel résultat ne saurait être que l'œuvre du temps, que la suite de recherches et d'améliorations persévérantes.

Cette espérance me paraît très fondée ; en effet, n'est-on pas arrivé par une meilleure observation des lois de l'hygiène, en

Egypte, à la suite des conseils donnés par l'Europe, et surtout par la France depuis la nomination des médecins sanitaires en Orient, à voir disparaître la peste, ce terrible fléau, dont la cause égyptienne nous échappe, comme la cause indienne du choléra? Pourquoi n'en serait-il pas ainsi du mal indien? On peut l'espérer, surtout si le gouvernement anglais continue à suivre la voie sanitaire dans laquelle il est entré, s'il donne suite aux conseils de la conférence sur les points déjà indiqués et sur les circonstances qui facilitent le développement et la propagation de la maladie, tels que les grands rassemblements d'hommes, les pèlerinages et les embarquements de pèlerins.

A cause de la nature des contrées à traverser, les mesures de prophylaxie entre l'Inde et l'Europe soulevaient de grandes difficultés. Cependant la conférence a hardiment et nettement posé les jalons qui doivent guider les gouvernements dans cette voie, et elle a eu le bonheur de voir ses sages conseils suivis en Arabie.

Pour arriver à des résultats aussi sérieux que possible, la conférence a tout d'abord examiné avec le plus grand soin quelles étaient les voies suivies par le choléra pour pénétrer en Europe; c'était parfaitement logique.

L'étude exacte de la marche des premières invasions, la voie suivie habituellement aujourd'hui par les voyageurs qui viennent soit de l'Inde, soit de l'Arabie, ont fait reconnaître à la conférence que pour la voie de terre, c'était la Perse et le littoral sud de la mer Caspienne qui donnaient passage au choléra, et pour la voie de mer, la mer Rouge et l'Egypte; partant de ces données, elle a émis l'opinion, que les mesures à prendre contre l'importation du choléra en Europe, par la mer Rouge, devaient être formulées de la manière suivante :

1° Etablissement sanitaire à l'entrée de la mer Rouge;

2° Service sanitaire sur le littoral de la mer Rouge,

3° Mesures recommandées pour le cas où le choléra éclaterait parmi les pèlerins,

4° Mesures proposées pour le cas où le choléra, venant par la mer Rouge, éclaterait en Egypte;

De plus la conférence a pensé qu'il y aurait des mesures à prendre contre l'importation du choléra en Europe par la voie de terre.

Quarantaines et création de médecins sanitaires, tels sont les moyens proposés par la conférence pour remplir les différentes indications que je viens de signaler, en y ajoutant, en cas d'épidémie de choléra parmi les pèlerins de la Mecque ou bien en Egypte, dans le premier cas, interruption de toute communication maritime entre les ports arabiques et le littoral égyptien, et dans le second cas, même interruption entre l'Egypte et le littoral de la Méditerranée,

Quant à la voie de terre, la conférence croit que c'est surtout en Perse, puis à la frontière turque et à la frontière russe que doivent être prises les mesures hygiéniques et quarantenaires.

Je ne puis entrer dans les détails donnés par M. Fauvel sur ces différents points de la question de préservation, ils dépasseraient de beaucoup les limites de mon analyse déjà bien longue ; les pages qui leur sont consacrées doivent, à cause de l'importance du sujet, être lues et méditées. Je me contenterai de faire observer que les mesures indiquées seraient parfaites, si elles étaient employées dans toute leur sévérité, et malgré leur sévérité; mais le seront-elles ? la tâche est difficile, pourtant elle n'est pas impossible si tous les gouvernements intéressés en comprennent bien l'importance.

La conférence a consacré à son œuvre huit mois de travail et de discussions ; tout esprit de système en a été banni ; toutes les questions ont été traitées par elle avec le désir seul d'être utile aux populations si souvent atteintes et toujours menacées; elle n'a pu résoudre des problèmes encore insolubles, mais elle a indiqué plusieurs voies à suivre pour arriver à leurs solutions ; elle a enrichi la science de documents très importants ; en un mot, avec l'autorité d'une réunion d'hommes sérieux et guidés seulement par leur conscience, elle a indiqué les moyens, que, dans l'état de nos connaissances, il était possible d'employer pour arriver à éloigner de nous le fléau indien.

Tout philanthrope doit s'incliner avec respect et reconnaissance devant la conférence de Constantinople !

Sous la présidence de Son Exc. Salih-Effendi, la conférence a siégé depuis le 13 février, jusqu'au 26 septembre 1866, époque où ses travaux ont été solennellement clos comme ils avaient été solennellement ouverts par son Altesse Aali-Pacha, ministre des affaires étrangères de S. M. le Sultan.

M. le D' Fauvel termine son travail original par une quatrième partie intitulée : *Faits accomplis depuis la clôture de la conférence et conclusions*, c'était un complément nécessaire, qui éclaire d'une vive lumière par une expérience de deux années, quelques points discutables et douteux des questions traitées par la conférence. De cette revue résultent en effet quelques renseignements précieux : Le pèlerinage de la Mecque s'étant effectué en 1867 et en 1868 sans aucune manifestation de choléra, il est bien évident que la maladie n'est pas endémique dans le pays ; pourtant le dernier pèlerinage a été très-considérable, puisque le chiffre des pèlerins a été évalué à quatre-vingt-cinq mille, il est vrai que des mesures hygiéniques ont été, sur l'avis de la conférence, prises par les autorités locales, mais ces mesures n'auraient jamais pu faire cesser en quelques heures une véritable endémie, si le choléra en Arabie avait tenu à des causes identiques à celles qui lui donnent naissance dans l'Inde.

Pleine justice doit être rendue au gouvernement ottoman ; tout ce qui dépendait de lui, il l'a fait, dit M. Fauvel ; mesures hygiéniques pour améliorer les conditions sanitaires du pèlerinage sous la direction de médecins chrétiens et musulmans ; exploration du détroit de Bab-el-Mandeb et d'une partie du littoral de la mer Rouge sur un navire à vapeur mis à la disposition de la Commission par le gouvernement ottoman ; extension donnée au service sanitaire sur le littoral arabique de la mer rouge ; telles sont les différentes mesures prises avec intelligence et fermeté par la Turquie :

Malheureusement il n'en a pas été ainsi pour le gouvernement égyptien, celui-ci a fait des règlements, a promis, mais n'a rien tenu. Contraste complet, dit M. Fauvel, entre la manière d'agir de l'administration ottomane et celle de l'administration égyptienne. La première a eu des scrupules d'abord, mais enfin elle a résolument agi ; la seconde a promis beaucoup, mais, en définitive, elle n'a rien fait. Les bonnes intentions du vice-roi ne sont pas douteuses; mais il est mal obéi.

Afin de faire apprécier aussi exactement que possible la pensée de M. Fauvel et l'opinion de la conférence, relativement à l'importance des mesures à prendre dans la mer Rouge, je crois devoir copier textuellement les lignes qui terminent le travail de M. l'Inspecteur général des services sanitaires.

« Il importe donc au plus haut point, dit-il, à la sécurité de l'Europe que l'Egypte soit bien gardée, et pour qu'il en soit ainsi, le seul moyen, selon nous, est la mise à exécution du système recommandé par la conférence ; ce système, on le sait, c'est d'abord la surveillance du détroit de Bab-el-Mandeb; mais comme il est possible que des difficultés insurmontables s'opposent à l'installation de cette surveillance, c'est ensuite, comme principale barrière, l'organisation en Egypte et en Arabie d'un service sanitaire dont les stations ont été fixées, et qui fonctionnerait sous la direction d'un conseil international siégeant à Suez. L'administration Egyptienne, telle qu'elle fonctionne actuellement, a montré son impuissance en présence des intérêts contraires à ceux de la santé publique, qui l'assiégent et l'oppriment. Il faut un conseil de santé ayant plus d'autorité et qui soit mieux placé que celui qui siége à Alexandrie.

« Nous le disons avec conviction, si l'Europe ne veut pas être surprise un jour ou l'autre par la répétition de ce qui s'est passé en 1865, il faut qu'elle avise sérieusement à compléter dans la mer Rouge, ou tout au moins en Egypte, le système de mesures recommandé par la conférence ; et au premier rang de ces mesures, nous plaçons l'institution à Suez, d'un conseil sanitaire international. »

Très bien ; mais j'ajoute, pour mon compte, que tout en reconnaissant la grande supériorité de l'idée d'arrêter la marche du choléra dans la mer Rouge, il faut, en raison des difficultés, des impossibilités même, avouées, que les mesures sanitaires prises sur le littoral méditerranéen de l'Europe en général et sur notre littoral français en particulier, soient encore plus complètes et plus sévères; il faut que le lazaret placé à l'entrée de Marseille, de la grande ville maritime, porte méditerranéenne de la France, soit installé pour faire face à toutes les exigences du confortable de notre siècle, et à toutes les éventualités épidémiques, d'autant plus que cet établissement est appelé à nous garantir non-seulement du choléra, mais de la fièvre jaune, de la peste, du typhus et de toutes les contagiosités des cinq parties du monde.

Cette quatrième partie du livre de M. Fauvel contient ensuite tous les documents officiels, procès-verbaux des séances et rapports; c'est dans cette partie, la plus importante et la plus longue de l'ouvrage, que le lecteur trouvera les détails les plus intéressants, et qu'il verra tout le soin consciencieux avec lequel la conférence s'est livrée à son œuvre scientifique et politique en même temps.

L'exposé des questions qui ont été traitées et discutées suffira pour démontrer l'étendue des recherches auxquelles la conférence s'est livrée avant de prendre ses conclusions.

1° Mesures à prendre dans le cas où le choléra se manifesterait cette année parmi les pèlerins réunis à la Mecque, proposition présentée par les délégués du gouvernement français. 13 février 1866.

2° Rapport sur cette même proposition, fait au nom d'une commission, par M. le Dr Bartoletti, délégué de la Turquie. 26 février 1866.

3° Mesures adoptées par la conférence sanitaire internationale pour le cas où le choléra se manifesterait cette année parmi les pèlerins réunis à la Mecque. 1er et 3 mars 1866.

4° Projet de programme des travaux de la conférence, rapport fait au nom d'une commission par M. le Dr Mühlig, délégué de la Prusse. 8 mars 1866.

5° Sur l'origine, l'endémicité, la transmissibilité et la propagation du choléra, rapport fait au nom d'une commission par M. le Dr Fauvel, rappporteur général. 28 mai 1866.

Ce rapport, qui tient cent vingt pages dans le livre de
M. Fauvel, est à coup sûr non-seulement le plus étendu et le
plus savant, mais aussi le rapport capital, car des questions
difficiles qui y sont traitées avec parfaite connaissance du
sujet, érudition et sagesse, devaient dépendre les conclusions
pratiques les plus sérieuses de la conférence

6° Marche et mode de propagation du choléra en 1865, rapport présenté, au nom de la sixième sous-commission, par
M. le Dr Bartoletti. 5 juillet 1866.

7° Révision des questions relatives à la préservation et proposition de la méthode à suivre pour leur étude, rapport fait
au nom d'une commission par M. le Dr Pelikan, rapporteur,
délégué de la Russie. 28 mai 1866.

8° Projet d'une nouvelle classification des questions relatives
aux mesures prophylactiques applicables au choléra. 2 juin
1866.

9° Mesures d'hygiène applicables à la prophylaxie du choléra, rapport fait au nom d'une commission par M. le D^r
Monlau, rapporteur, délégué de l'Espagne. 13 août 1866.

10° La désinfection appliquée au choléra, appendice au rapport des mesures hygiéniques, par M. le Dr Mühlig. 13 août
1866.

11° Mesures d'hygiène navale relatives à la prophylaxie du
choléra, note additionnelle au texte du chapitre 11 du rapport
de la commission des mesures hygiéniques, par M. le D^r
Lenz, délégué de la Russie. 23 août 1866.

12° Mesures quarantenaires applicables aux provenances
cholériques, rapport présenté au nom d'une commission par
M. le Dr Bartoletti, rapporteur. 15 septembre 1866.

13° Mesures à prendre en Orient pour prévenir de nouvelles
invasions du choléra en Europe, rapport fait au nom d'une
commission, par M. le Dr Fauvel, rapporteur. 20 août 1866.

Rapport de 95 pages dont on peut juger l'importance par
l'entrée en matière qui, sous le titre de *Questions prélimi-
naires*, consacre plusieurs pages à l'étude et à la discussion
du point suivant : Si l'on pèse d'un côté les inconvénients
qui résultent, pour le commerce et pour les relations inter-

nationales, des mesures restrictives, et, de l'autre, la perturbation qui frappe l'industrie et les transactions commerciales à la suite d'une invasion de choléra, de quel côté
croit-on que pencherait la balance ? question à laquelle la
commission, puis la conférence ont répondu : La conférence
est d'avis que les mesures restrictives, connues d'avance et
appliquées convenablement, sont beaucoup moins préjudi-
ciables pour le commerce et les relations internationales que
la perturbation qui frappe l'industrie et les transactions
commerciales à la suite d'une invasion de choléra. Et elle
ajoute, avec le rapporteur, que : plus les mesures de quarantaine et les autres moyens prophylactiques contre le choléra
seront appliqués près du foyer originel de la maladie, moins ces
mesures seront onéreuses et plus on pourra compter sur leur
efficacité (*en supposant une application convenable*) au point
de vue de la préservation de l'Europe.

Les différentes solutions données par la conférence aux
nombreuses et importantes questions traitées sur ces différents
chefs, sont déjà connues du lecteur, par l'analyse que j'ai faite
du résumé présenté par M. Fauvel, au commencement de son
livre. Cependant, je ne saurais trop engager les médecins et les
administrateurs à lire avec la plus grande attention, dans l'ouvrage lui-même, ces rapports riches de faits et de sages
conclusions, ils y trouveront vif intérêt et grand profit.

J'ai encore à signaler dans les quatre-vingts dernières
pages du livre plusieurs chapitres qui, sous le nom d'annexes,
contiennent des sujets dignes de fixer l'attention, tels que :

Note sur les travaux d'assainissement entrepris dans les
grandes villes de l'Inde, sur les mesures d'hygiènes pratiquées
à Calcutta et sur les attributions des trois commissions sanitaires permanentes ;

Règlement applicable aux navires et bateaux à vapeur des-
tinés au service des passagers indigènes qui partent des possessions Anglaises ;

Règlement applicable aux pèlerins des possessions Hollan-
daises ;

Rapport de la commission sanitaire ottomane chargée de l'exploration des ports de la mer Rouge en vue de l'organisation d'un service quarantenaire;

Enfin, M. le D' Fauvel termine ce volume, si bien rempli, par une annexe au procès-verbal de la séance de clôture, intitulée :

Relevé des conclusions adoptées par la conférence sanitaire internationale en réponse aux questions de son programme.

Il faut lire ces conclusions, car non-seulement elles donnent rapidement le résultat des travaux considérables auxquels la conférence s'est livrée et font voir l'importance de ses recherches; mais elles indiquent, par le nombre des votes, et leur direction, la valeur et le degré de véracité des conclusions.

Une carte très bien faite et très curieuse à consulter, indiquant la marche du choléra en 1865, complète l'ouvrage de M. le D' Fauvel.

Je termine moi-même et je ne saurais mieux le faire qu'en m'écriant :

Honneur à M. l'Inspecteur général des services sanitaires de France, qui a doté la science d'un ouvrage qui sera toujours consulté; honneur au gouvernement français qui a eu la glorieuse initiative du congrès le plus sérieux en ce genre ; honneur aux gouvernements qui ont si dignement répondu à l'appel de la France; honneur surtout à la Turquie, qui, en dépit de sa religion, antipathique au progrès, fait des efforts inouis pour se mettre à la hauteur de la civilisation la plus avancée; honneur à tous les membres de la conférence sanitaire internationale de Constantinople, qui ont consacré leur temps et leurs veilles à l'œuvre d'hygiène la plus importante de notre époque !

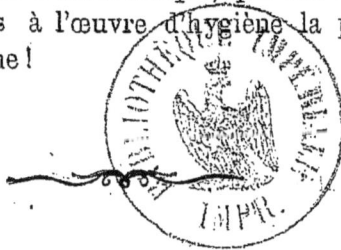